BEI GRIN MACHT SICH IHR WISSEN BEZAHLT

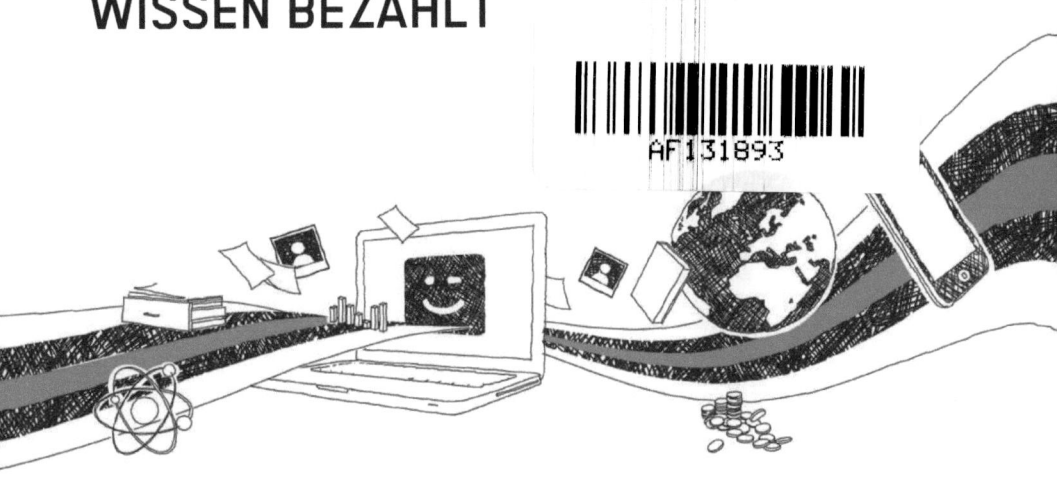

- Wir veröffentlichen Ihre Hausarbeit,
  Bachelor- und Masterarbeit

- Ihr eigenes eBook und Buch -
  weltweit in allen wichtigen Shops

- Verdienen Sie an jedem Verkauf

Jetzt bei www.GRIN.com hochladen und kostenlos publizieren

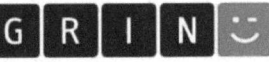

Lernmotivation und Lernerfolg von Pflichtteilnehmer*innen in der Ersten-Hilfe-Breitenausbildung

Manuel Anhold

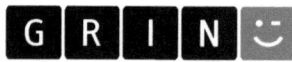

Bibliografische Information der Deutschen Nationalbibliothek:

Die Deutsche Nationalbibliothek verzeichnet diese Publikation in der Deutschen Nationalbibliografie; detaillierte bibliografische Daten sind im Internet über http://dnb.d-nb.de abrufbar.

ISBN: 9783346330482
Dieses Buch ist auch als E-Book erhältlich.

Druck und Bindung: Books on Demand GmbH, Norderstedt Germany
Gedruckt auf säurefreiem Papier aus verantwortungsvollen Quellen

Das vorliegende Werk wurde sorgfältig erarbeitet. Dennoch übernehmen Autoren und Verlag für die Richtigkeit von Angaben, Hinweisen, Links und Ratschlägen sowie eventuelle Druckfehler keine Haftung.

Das Buch bei GRIN: https://www.grin.com/document/979494

Projektarbeit im Rahmen

des Lehrgangs „Lehrbeauftragte*r Erste Hilfe"

Lernmotivation und Lernerfolg von Pflichtteilnehmer*innen in der Ersten Hilfe-Breitenausbildung

Manuel Anhold

2020

Vorwort

Die vorliegende Arbeit mit dem Titel „Lernmotivation von Führerscheinanwärter*innen in der Ersten Hilfe Breitenausbildung" wird im Rahmen des Online-Trainings „Lehrbeauftragter (FB Erste-Hilfe) (2020)" bzw. des Kurses „Lehrbeauftragte*r Erste Hilfe" erstellt.

Der Verfasser ist neben seiner hauptberuflichen Tätigkeit als Internist und Geriater in der Funktion als Chefarzt Geriatrie ehrenamtlich für den Arbeiter-Samariter-Bund (ASB) Regionalverband Berlin-Nordwest e.V. als Regionalverbandarzt sowie Fachberater Ausbildung tätig. Zudem ist er als Ausbilder in der Ersten-Hilfe-Breitenausbildung seit 2007 für die obige Dachorganisation tätig, später auch in der Ausbildung von Sanitäter*innen aktiv. Es bestehen die Lehrberechtigungen A1 – A4, die u.a. zur Durchführung von Erste-Hilfe-Grundlehrgängen - und Fortbildungen sowie der Qualifizierung zur Durchführung von Sanitätshelfer- und Sanitätsdienstlehrgängen des ASB. Es bestehen die Qualifikationen zum Fachausbilder Erste Hilfe am Kind (FEK) sowie die Absolvierung eines Lehrgangs zum Mentor Breitenausbildung. Der Autor ist mit der Zusatzbezeichnung Notfallmedizin qualifiziert und nimmt regelmäßig an sanitätsdienstlichen Einsätzen seines Regionalverbands teil.

Mit dem Online-Training sowie der hier vorliegenden Arbeit sollen die eigene Ausbildertätigkeit reflektiert und aktualisiert werden.

Bezogen auf die Themenstellung soll die besondere Zielgruppe der Führerscheinanwärter*innen in der Ersten-Hilfe-Breitenausbildung mit Fokus auf motivationale Aspekte betrachtet werden.

Inhaltsverzeichnis

1. Einleitung

Laut der Bundesarbeitsgemeinschaft Erste Hilfe (BAGEH) sind 99 Prozent der deutschen Bevölkerung Erste Hilfe-Kenntnisse wichtig. Dennoch ist festzustellen, dass bei etwa 20 Prozent die Erste Hilfe-Ausbildung bereits über fünf Jahre und bei einem Drittel schon über zehn Jahre zurückliegt. Hinzu tritt für viele eine relevante Sorge vor eigenen Fehlern bei Erste-Hilfe-Leistungen (40 % der Deutschen) [vgl. Ärzteblatt, 2015, o.S.; vgl. Klöpper, 2015, o.S.]. Entsprechend haben Kompetenzerwerb und –erhalt eine relevante Rolle. Auffallend ist somit eine deutliche Diskrepanz zwischen wahrgenommenem Schulungsbedarf in der Bevölkerung und den mutmaßlichen Fertigkeiten und Kenntnissen auf dem Gebiet der Ersten Hilfe.

Unter anderem vor diesem Hintergrund hat es relevante Anpassungen in der Ersten Hilfe Ausbildung in 2015 gegeben. Dabei gilt die Ausbildung von Ersthelfern als komplexe Aufgabe, die neben medizinischem Fachwissen auch Motivation zur aktivem Handeln in Notfällen und dabei didaktisch-methodische Kompetenz umfasst [vgl. Karutz, 2008, S. 190].

1.1 Thematische Einführung und Abgrenzung des Themas

Seit Umstellung der Regularien der Ersten-Hilfe-Ausbildung im Jahr 2015 wurde mehrheitlich auf eine neun Unterrichtseinheiten umfassende Erste Hilfe-Kurse sowie hohen Praxisbezug umgestellt. Dies betrifft vor allem alle die verpflichtenden Erste Hilfe-Kurse. Dabei soll „moderner, straffer, praxisnaher und einheitlicher" (Ralf Sick, Johanniter) unterrichtet werden und die Motivation zu regelmäßiger Aktualisierung erhöht werden [vgl. Ärzteblatt, 2015, o.S.; vgl. Klöpper, 2015, o.S.].

In der Ersten Hilfe-Breitenausbildung spielen neben medizinisch-inhaltlichen Aspekten vielfältige Normen und Vorschriften eine gewichtige Rolle, z.B. die der Qualitätssicherungsstelle Erste-Hilfe (QSEH). Die Regel und Vorgaben beziehen sich auf die Kursdurchführung seitens der Anbieter bzw. ermächtigten Stellen. Zudem haben Vorschriften und Regularien Einfluss auf die Teilnehmenden an Erste Hilfe-Ausbildungen, da insbesondere Pflichten zur Teilnahme veranlassen können.

In der subjektiven Wahrnehmung vieler Erste Hilfe Ausbilder stellt sich die Durchführung von Kursen mit einer großen Zahl von Teilnehmenden, die pflichtmäßig einer Kursteilnahme bedürfen, ohne dass ein innerer Wunsch oder Bezug zur Thematik bestehen mag.

Die hier vorliegende Arbeit soll sich mit dieser spezifischen Zielgruppe befassen und diese sowohl betreffend ihre motivationale Situation, als auch mit Hinblick auf Motivationsfaktoren im Seminar sowie einen nachhaltigen Lernerfolg bezogen auf die vorgegebenen beziehungsweise vereinbarten Ausbildungsziele betrachten.

1.2 Konkretisierung der Fragestellung

Es soll der grundsätzlichen Frage nachgegangen werden, wie man Lernmotivation bei Teilnehmenden der Ersten Hilfe-Breitenausbildung herstellen kann, die lediglich aufgrund bestehender Teilnahmepflichten die Schulungen besuchen. Zudem soll darauf eingegangen werden, wie man deren Lernerfolg sichern und zu Wiederholungskursen motivieren kann.

1.3 Ziele der Projektarbeit und eigene Schwerpunkte

In der Arbeit sollen „Pflichtteilnehmende" in der Ersten Hilfe-Breitenausbildung aufgezeigt und als ggf. heterogene Zielgruppe betrachtet werden. Es soll aus der Perspektive Lehrbeauftragter Erste Hilfe Aspekte zusammengestellt und betrachtet werden, die Einfluss auf Lernmotivation und erfolgreiches Lernen haben können.

1.4 Kapitelübersicht und „roter Faden"

Die hier vorliegende Arbeit wird im Rahmen des Lehrgangs „Lehrbeauftragte*r Erste Hilfe" erstellt und bearbeitet die eingangs skizzierte

Fragestellung nach der Förderung von Lernmotivation von Pflichtteilnehmenden von Erste Hilfe-Schulungen.

Im Hauptteil werden zunächst übergeordnete Begriffsdefinitionen vorgenommen (Absatz 2.1). Dabei wird u.a. auf Erste-Hilfe-Kurse, Teilnahmepflichten und Motivation eingegangen.

Absatz 2.2 nimmt eine differenzierte Zielgruppenbetrachtung für Erste Hilfe-Schulungen vor, charakterisiert diese Gruppen und bewertet sie anhand bezogen auf ihre motivationale Situation in Ausbildungen zur Erste Hilfe.

In Abschnitt 2.3 wird der Begriff Motivation erneut aufgegriffen Dimensionen von Lernmotivation in der Zielgruppe der Teilnehmer von Erste Hilfe-Schulungen eingegangen Dabei wird u.a. nach intrinsischer und extrinsischer Motivation als relevantem Aspekt differenziert.

In Anlehnung an die Maslow´sche Bedürfnispyramide erfolgt in Abschnitt 2.4 eine Analyse der für Motivation und Lernerfolg relevanten Bedürfnisse, die bezogen auf First Aid-Seminare von Bedeutung sind. Der Abschnitt gliedert sich nach den Stufen der genannten Pyramide.

Im darauffolgenden Abschnitt 2.5 werden konkrete Maßnahmen zur Motivationsförderung in Erste Hilfe-Seminaren aufgezeigt. Dabei werden die Aspekte Zielgruppenorientierung, problemorientiertes Lernen, Medieneinsatz, Rollenbild des Erste Hilfe-Trainers sowie Methoden der Wertschätzung aufgezeigt.

Kapitel 3 nimmt eine Schlussbetrachtung und Diskussion bezogen auf die Fragestellung vor und nimmt einen Ausblick.

2. Hauptteil

In der hier vorliegenden Projektarbeit für das Online-Training Lehrbeauftragt*r Erste Hilfe" soll das Thema Erste Hilfe-Breitenausbildung mit besonderem Fokus auf die Zielgruppe derjenigen Teilnehmenden betrachtet werden, die aufgrund von Obliegenheiten bzw. Auflagen einen Erste Hilfe-Kurs besuchen, bei denen das Interesse bzw. das Erlernen der Inhalte nachrangig ist.

2.1 Begriffsdefinitionen

Es soll zunächst auf grundlegende Begrifflichkeiten im Sinne von Definitionen eingegangen werden.

2.1.1 Erste Hilfe und Erste-Hilfe-Kurse

Unter Erster Hilfe sollen all diejenigen Maßnahmen verstanden werden, die von der breiten Bevölkerung umgesetzt werden können, um Menschleben zu retten sowie drohende Gefährdungen oder gesundheitsbezogene Störungen bis zur professionellen Hilfe zu versorgen [vgl. BfGA, o.J., o.S.]. Dabei gilt Erste Hilfe als erlernbar und wird im Rahmen von Erste-Hilfe-Kursen neben den Hilfsorganisationen Arbeiter-Samariter-Bund (ASB), Deutsche Lebens-Rettungsgesellschaft (DLRG), Deutsches Rotes Kreuz (DRK), Johanniter-Unfall-Hilfe (JUH) und Malteser Hilfsdienst (MHD) auch von z.T. im Verband privater Erste-Hilfe-Schulen e.V. aggregierten privaten Bildungsträgern vermittelt. Seitens des Bundesministeriums des Innern, für Bau und Heimat wird Erste Hilfe dem Bevölkerungsschutz zugeordnet, der wiederum dem Zivil- und Katastrophenschutz angegliedert ist [vgl. BMI, 2020, o.S.]. Die Erste-Hilfe-Breitenausbildung kennt dabei verschiedene Formate, zu denen u.a. die Erste-Hilfe-Grundausbildung sowie die Erste-Hilfe-Fortbildung gehören [vgl. ASB Deutschland e.V., 2020, o.J.]. Unter Erste-Hilfe Grundlehrgang und Erste-Hilfe-Fortbildung (gleich Erste-Hilfe-Training) sollen hier jeweils spezifische Formate verstanden werden, während die Begriffe Erste Hilfe-Kurs, Erste-Hilfe-Lehrgang, Erste Hilfe-Ausbildung und Erste Hilfe-Seminar nachfolgend synonym verwendet werden.

2.1.2 Ziele und Zielgruppen der Erste-Hilfe-Ausbildung

Unter Ziel wird „ein definierter und angestrebter Endpunkt eines Prozesses, meist einer menschlichen Handlung" verstanden. Vor dem Hintergrund einer substanziell zu geringen Zahl an Menschen, die zum Leisten der Ersten Hilfe imstande sind Motivation zu Kursbesuchen bzw. Auffrischen von Erste Hilfe-Kenntnissen sowie die anwendungsorientierte Vermittlung dieser Kenntnisse und Motivation zur Hilfeleistung in konkreten Notlagen [vgl. Klöpper, 2015, o.S.]. Betreffend die Ziele geht es um die zu vermittelnden Inhalte unter Betrachtung der Art der Vermittlung sowie von Methoden und Mitteln [vgl. Holzner, 2020]. Hierbei soll später auf die mögliche Divergenz zwischen Zieldefinitionen seitens des Dozenten im Verhältnis zum Teilnehmenden oder Auftraggeber Betrachtung finden.

Im Kontext der Ersten-Hilfe-Unterrichts geht es bezogen auf Zielgruppen der neun Unterrichtseinheiten umfassenden Erste-Hilfe-Grundausbildung „alle Interessenten, Ersthelfer im Betrieb, Übungsleiter, Jugendbetreuer, Lehrer, Wasserretter, Flugbegleiter, Führerscheinbewerber aller Klassen usw.", für die Erste-Hilfe-Fortbildung „alle, die ihre Erste-Hilfe-Grundausbildung auf-frischen möchten oder müssen." [ASB Deutschland e.V., 2020, o.S.].

2.1.3 Pflichtteilnehmer Erste Hilfe

Im Kontext der hier vorliegenden Ausarbeitung soll unter Pflichtteil-nehmenden diejenigen Teilnehmer von Erste-Hilfe-Kurse verstanden werden, die im Wesentlichen auf dem Boden von übergeordneten Regularien solche Kurse als Teilnehmer besuchen, ohne dies aus originär innerer Motivation heraus zu tun.

2.1.4 Motivation

Motivation lässt sich synonym zu Anreiz, Antrieb und Triebfeder verstehen und umfasst alle „Beweggründe und Einflüsse, die eine Entscheidung, Handlung o. ä. beeinflussen, bzw. zu einer Handlungsweise anregen." Begrifflich ist Motivation sowohl der Psychologie, als auch der Pädagogik zugeordnet und impliziert „Tat-Energie" zur Befriedigung innerer Bedürfnisse [vgl. Bibliographisches Institut, 2020, o.S.; vgl. Holzner, 2020, o.S.]. Der Begriff Motivation wird später noch eingehender betrachtet.

2.2 Zielgruppenbetrachtung bezogen auf Pflicht zur Ersten Hilfe-Breitenausbildung

Im Kontext der Ersten-Hilfe-Unterrichts geht es bezogen auf Zielgruppen der 9 Unterrichtseinheiten umfassenden Erste-Hilfe-Grundausbildung „alle Interessenten, Ersthelfer im Betrieb, Übungsleiter, Jugendbetreuer, Lehrer,

Wasserretter, Flugbegleiter, Führerscheinbewerber aller Klassen usw.", für die Erste-Hilfe-Fortbildung „Alle, die ihre Erste-Hilfe-Grundausbildung auffrischen möchten oder müssen." [ASB Deutschland e.V., 2020, o.S.]. Es sollen diese und weitere nun nach Aspekten der Pflichtmäßigkeit der Teilnahme aufgeführt werden.

2.2.1 Aus- und Fortbildung betrieblicher Ersthelfer

Die Notwendigkeit zur Vorhaltung einer Mindestzahl betrieblicher Ersthelfer von Ausbildung betrieblicher Ersthelfer ist in § 26 der DGUV Vorschrift 1 geregelt und sieht vor, dass bereits ab zwei bis 20 anwesenden Versicherten eines Betriebes ein Ersthelfer vorzuhalten ist. Für Kindertageseinrichtungen ist je Gruppe ein Ersthelfer verbindlich, für Hochschulen sind es 10 % der Beschäftigten und bei Betrieben ab 20 anwesenden Versicherten gelten ebenfalls prozentuale Anteile (5% oder 10%) abhängig von der Art des Betriebes.

Bei der Unterweisung unterscheidet man die neun Unterrichtseinheiten umfassende Ausbildung zum Betrieblichen Ersthelfer (Erste-Hilfe-Grund-lehrgang) von der binnen zwei Jahren vorzunehmenden Erste-Hilfe-Training (Erste-Hilfe-Fortbildung) mit gleichem Zeitansatz.

Die Durchführung ist ermächtigten Stellen gemäß § 26 Abs. 2 der DGUV Vorschrift 1 [vgl. DGUV-QSEH, 2020, o.S.] vorbehalten, wobei die Kosten-regulierung durch die Unfallversicherungsträger erfolgt.

Inhaltlich und bezogen auf Teilnehmerübungen und Ausbilderdemon-strationen gelten QSEH-Vorgaben, wie sie im Anhang des DGUV Grund-satzes 304-001 hinterlegt sind. Als übergeordnetes Ausbildungsziel für die Teilnehmenden gilt die „grundsätzlichen Maßnahmen bei Notfall-situationen nach anerkannten und geltenden Standards systematisch anwenden (zu) können" [vgl. DGUV, 2020a, o.S.].

Mit dieser relevanten Zielgruppe von Teilnehmenden ist die Besonderheit langfristiger, wiederholender Qualifizierung verbunden. Zudem ist hier die Erste-Hilfe-Ausbildung aufgrund der Veranlassung von Betrieben als

Auftraggeber erfolgt, die Teilnehmer somit möglicherweise lediglich aufgrund externer Motivation dem Seminar beiwohnen.

2.2.2 Erste Hilfe in Bildungs- und Betreuungseinrichtungen für Kinder

Auch dieses Kursformat umfasst 9 x 45 min und fokussiert auf Mitarbeitende in Bildungs- und Betreuungseinrichtungen für Kinder. Zu der Zielgruppe gehören somit neben Erzieherinnen und Erziehern, auch Lehrer und andere beruflich mit der Kinderbetreuung Betraute. Hierbei werden neben der Vermittlung lebensrettender Maßnahmen für Erwachsene auch einfache Erste-Hilfe-Maßnahmen bei Kindern (Kinder-Notfälle) sowie typische Kinderkrankheiten obligatorisch eingeschlossen, die durch „optionale Themen" ergänzt werden können [vgl. Holzner, 2020, o.S.; vgl. DRK, 2020, o.S.].

2.2.3 Betriebssanitäter

In sehr großen Betrieben werden zudem Betriebssanitäter eingesetzt. Gemäß § 27 DGUV Vorschrift 1 besteht diese Notwendigkeit bei über 1500 anwesenden Versicherten eines Betriebes, zudem wenn bezogen auf Art, Schwere und Unfallzahl mehr als 250 anwesende Versicherten zugegen sind. Für Baustellen gilt eine Zahl von 100 anwesende als Grenzzahl. Auf diesen zeitlich umfangreichen Grund- und Aufbaulehrgang (63 plus 32 Stunden) soll hier jedoch nicht weiter eingegangen werden [vgl. DGUV, 2020b, o.S.].

2.2.4 Führerscheinerwerb bzw. Zulassung gemäß § 68 Fahrerlaubnisverordnung (FeV)

Die QSEH-Anerkennung umfasst seit 2015 auch die nach § 68 FeV. Letztere alleine umfasst die Zulassung für Kurse für Führerscheinanwärter Abzughalten. Hier wurden die Regelungen vereinheitlicht auf eine Unterweisung mit einem 9 UE umfassendes Curriculum. Die isolierte Zulassung gemäß § 68 FeV hat spezifische Vorgaben (u.a. Unterrichtsleitfaden, ärztliche Leitung, Trainingsequipment, Raumgröße ...), die in der QSEH-Anerkennung integriert sind [vgl. Holzner, 2020].

Seitens des Kraftfahrt-Bundesamts (KBA) wird der Fahrerlaubnisbestand im Zentralen Fahrerlaubnisregister mit Stand vom 01.01.2020 bei über 41,6 Millionen registriert und eine leicht steigende Tendenz festgestellt [vgl. KBA,

2020, o.S.]. Hier wird deutlich, welch hohe Relevanz die Fahrerlaubnis-erteilung mit der damit einhergehenden Pflicht zur Ersten-Hilfe-Ausbildung hat.

Zu bemerken ist bei dieser spezifischen Zielgruppe, dass Fahranfänger häufig junge Menschen sind, bei denen die Erste-Hilfe-Ausbildung nicht primäres Ziel beim Führerscheinerwerb darstellt.

2.2.5 Zulassung gemäß § 5 Ärztliche Approbationsordnung (ÄAppO) und Medizinstudium

Gemäß § 5 Ärztliche Approbationsordnung ÄAppO ist eine theoretisch-praktische Wissens- bzw. Kenntnisvermittlung mit Anmeldung zum Ersten Abschnitt der Ärztlichen Prüfung verbindlich. Neben der Anerkennung bestimmter medizinischer Berufe und sanitätsdienstlicher Kurrikula werden insbesondere die Erste-Hilfe-Schulungen von vier Hilfsorganisationen (ASB, DRK, JUH, MHD) neben Bescheinigungen öffentlicher Träger (Bundeswehr, Polizei, Bundespolizei) über die Ausbildung in erster Hilfe anerkannt. Relevant ist die bestehende Zulassung der Landesbehörde als Prüfungsamt für Humanmedizin (Zahnmedizin).

Insofern hat die zuletzt mit 96.115 Personen bezifferte Zielgruppe der Medizinstudierende einen relevanten Anteil an den Erste-Hilfe-Ausbildungen, bei denen auch eine Verpflichtung zur Kursteilnahme besteht. Hier sind zunehmende Trends zur eigenständigen Zielgruppenbildung und Schulung zu erkennen [vgl. Die Johanniter, 2020, o.S.]

2.2.6 Trainer, Übungs- und Jugendleiter

Für die Zielgruppe Übungs- und Jugendgruppenleiter, (Sport-) Trainer und Betreuer (z.B. Ski-, Snowboard- und Tennislehrer) gilt der Erste-Hilfe-Kurs als verbindlich vor Erteilung der jeweiligen Lizenz. Gleichlautendes gilt für Trainerlizenzen wie beispielsweise der DFB- oder Fitnesstrainer-Lizenzen [vgl. Primeros Qualification GmbH, 2020, o.S.; vgl. DFB, 2017, o.S.]. Auch hier besteht eine Zielgruppe mit verbindlicher Kurspflicht. Ebenfalls als Trainer ist der Erste-Hilfe-Ausbilder selbst zu nennen [vgl. Holzner, 2020, o.S.].

2.2.7 Lehrkräfte

Abhängig vom Bundesland besteht für verbeamtete und im Ausbildungs-verhältnis stehende Referendar*innen sowie für solche im regulären Anpassungslehrgang eine Verpflichtung zur Erste-Hilfe-Unterweisung. Im Falle berufsbegleitender Referendare sind diese Angestellte z.B. des Landes Berlin, weshalb diese über die Unfallkasse des Landes Gutscheine erhalten. Für Lehrkräfte werden seitens der Gewerkschaft Erziehung und Wissen-schaft (GEW) „Kenntnisse in Erster Hilfe aber (als) besonders wichtig" eingestuft [vgl. GEW Berlin, 2020, o.S.].

2.2.8 Unfallkasse Bund

Bezogen auf die Kostenübernahme und die Zulassung stellt die Unfallkasse Bund eine Besonderheit dar. Bei entsprechender Zulassung (QSEH-Zulassung) sind hierbei Angehörige des Zolls und Arbeitsämtern mögliche Zielgruppen [vgl. Holzner, 2020, o.S.].

2.2.9 Luftfahrtbundesamt (LBA)

Als sogenannte First Aid Initial absolvieren Piloten und Flugbegleiter*innen eine zweitägige Erste-Hilfe-Grundausbildung mit Spezifika der Versorgung in der Luft (z.B. AED, Vitalzeichenkontrollen, Medical- und Doctors-Kits, Sauerstoff, Notfallkommandos). Die Auffrischung erfolgt bei Flugbe-gleiter*innen durch Recurrents in maximal einjährigem Intervall.

2.2.10 Freiwillige Feuerwehr

Die Erste-Hilfe Ausbildung bei Feuerwehren umfasst aufgrund umfassen-deren Kenntnisbedarfs 16 UE. Die sogenannte FwDV 3 bestimmt die Aufgaben der Feuerwehr als Lösch- und Hilfeleistungseinsätze.

Anders als bei der Erste-Hilfe-Grundausbildung findet in Absatz 1 der Hilfeleistungseinsatz auch Gefahrenabwehr, bezogen auf Explosionen, Überschwemmung und Unfällen. Neben der Nutzung von Einsatzmitteln inkludiert die Tätigkeit auch das Retten einschließlich des Befreiens „aus einer lebens- oder gesundheitsgefährdenden Zwangslage" [vgl. FwDV 3, Absatz 1].

Die Feuerwehren stellen bezogen auf die Erste-Hilfe-Ausbildung eine spezifische Zielgruppe mit besonderen Kenntnisbedarfen dar (z.B. Atemschutz-Notfälle, Inhalationsvergiftung) [vgl. Holzner, 2020]. Vergleichbar gilt auch für die Ortverbände des Technischen Hilfswerks (THW) regelmäßige Fortbildungspflicht in Erste Hilfe.

2.2.11 Rettungsschwimmer

Für werdende Rettungsschwimmer ist eine 16 UE umfassende Erste-Hilfe-Ausbildung verbindlich. Als gesonderte Zielgruppe sind in der Ausbildung Kenntnisse zum Aufgabengebiet von Rettungsschwimmern notwendig. Diese können sich auf das Einsatzgebiet, das Notfallprozedere bei Tauchunfällen, altersübergreifendes Agieren inklusive Kindern sowie dem Aspekt der Garantenstellung des Rettungsschwimmers beziehen [vgl. Holzner, 2020, o.S.].

Zusammenfassend kann festgehalten werden, dass es neben der Teilnahme an Erste Hilfe-Ausbildungen aus persönlichem bzw. privatem Interesse bzw. Motivation vielfältige Gründe für eine pflichtmäßige Teilnahme bestehen. Zahlenmäßig dürften die Führerscheinanwärter überwiegen. Bezogen auf die Motivation bei der Teilnahme und den möglichen Lernerfolg ist es naheliegend anzunehmen, dass bei innerer Motivation von höherem Gelingen, Interesse und längerem Anhalten von Kenntnissen ausgegangen werden kann, als bei rein pflichtmäßiger Teilnahme. Letzteres insbesondere dann, wenn die angestrebte Zielerreichung (z.B. Führerschein) mit den Inhalten des Erste-Hilfe-Kurses scheinbar wenig gemein hat und die Notwendigkeit nicht direkt deutlich wird.

Es stellt sich daher die Frage, wie man den Zielgruppen mit wenig innerer Motivation, sondern externen Motivationsfaktoren gerecht wird und diese zu gelingender Teilnahme als Ausbilder helfen kann. Hierzu soll nun auf Motivation und Motivationsfaktoren fokussiert werden.

2.3 Dimensionen von Lernmotivation in Zielgruppen der Ersten Hilfe

Wie eingangs dargelegt handelt es sich bei Motivation um all diejenigen „Beweggründe und Einflüsse, die eine Entscheidung, Handlung o. ä. beeinflussen, bzw. zu einer Handlungsweise anregen." [vgl. Bibliographisches Institut, 2020, o.S.; vgl. Holzner, 2020, o.S.].

Entsprechend der Bedürfnispyramide nach Maslow lassen sich primäre (angeboren und Überleben sichernd) von sekundären (erlernt in sozialem Umfeld) Bedürfnisse unterscheiden. Im Kontext Ausbildung spielen die sekundären Bedürfnisse z.B. nach Anerkennung, Erfolg und sozialen Kontakte eine bedeutende Rolle.

In einer weiteren Dimension differenziert man intrinsischer von extrinsischer Motivation, die im Rahmen der hiesigen Darstellung bedeutsam ist. Erstere umfasst Handeln aus innerer Überzeugung bzw. innerem Antrieb. Diese lässt sich durch „Information, Kommunikation und Kooperation fördern, bzw. erzielen" und ist überdauernd. Extrinsische Motivation entsteht durch äußere Anreize (positive Tat-Energie) wie Lernanreize, finanzielle Aspekte, Anerkennung sowie funktionelle Weiterentwicklung (z.B. Beförderung, ...), wie auch negative Tat-Energie durch Sanktionen. Die Motivation wirkt eher kurz und erhöht das Anspruchsdenken.

Es ist bekannt, dass bei vorhandener intrinsischer Motivation externe Motivation diese letztlich reduzieren kann. Dieser als sog. Korrumpierungseffekt bekannte Aspekt kann intrinsische Motivation sogar zerstören [vgl. Schütt, 2020, S. 29].

Bei Freud findet sich, der Vollständigkeit halber, noch die Differenzierung zwischen bewusster und unbewusster Motivation (z.B. Süchte).

Zusammengefasst hat Motivation relevanten Einfluss auf die Lernbeteiligung, zudem ist die jeweilige Motivlage bezogen auf Lernerfolg und Beteiligung bedeutsam. Zudem ist die Erkenntnis von Wichtigkeit, dass individuelle Verwirklichung für Seminare relevant sind [vgl. Holzner, 2020, o.S.].

2.4 Lernerfolge sicherstellen in der Zielgruppe Pflichtteilnehmer

Es stellt sich die Frage wie bei einem relevanten Anteil an Teilnehmenden von Erste Hilfe-Kursen, deren Motivationslage von externen Faktoren geprägt ist bzw. die Zielsetzung nicht primär die erfolgreiche Absolvierung und Verinnerlichung der Kursziele ist, eine hinreichende interne Motivation erzielt werden kann.

Wie im vorhergehenden Kapitel thematisiert, darf grundsätzlich davon ausgegangen werden, dass Motivation mit Bedürfnisbefriedigung korreliert. Bezogen auf die in der Bedürfnispyramide nach Maslow (Maslow´sche Bedürfnishierarchie) [vgl. Holzner, 2020, o.S.] lassen sich fünf verschiedene Ebenen von Bedürfnissen abgrenzen, die bezogen auf Motivationsförderung von Relevanz sind und nun aufgeführt werden.

2.4.1 Physiologische und Sicherheitsbedürfnisse

Der Befriedigung physiologischer Bedürfnisse dient das Anbieten von Zwischenmahlzeiten, Getränken und Pausen im Kurs. Dem Sicherheits-bedürfnissen entspricht der Kursleiter durch Hinführen zum Lernziel und dem Abholen bei Bekanntem bzw. Erfragen von Erlebnissen. Hier bieten interaktive Lernformen mit eigenem Erkenntnisgewinn eine wichtige Rolle.

2.4.2 Soziale Bedürfnisse

Soziale Bedürfnisse werden durch Kennenlernen der Teilnehmenden untereinander gefördert, dazu kann auch der Austausch von Erfahrungen untereinander dienen. Zu den beiden letzten Aspekten zählt auch die Integration von Teilnehmenden mit besonderen Aspekten (z.B. Sprach-barrieren, körperliche Beeinträchtigungen), auch das Annehmen von Sorgen und Ängsten.

2.4.3 Individualbedürfnisse und Selbstverwirklichung

Individualbedürfnissen wird der Ausbilder durch explizite Wertschätzung und Anerkennung gerecht. Nach Maslow bildet Selbstverwirklichung die letzte Stufe der Bedürfnispyramide. Dies wird durch Erreichen von Lernzielen (Handlungskompetenz und Wissen) sowie das Befriedigend er internen wie externen Motivationsfaktoren erreicht [vgl. Holzner, 2020, o.S.].

Der hierzu notwendige Schlüssel ist Motivation. An Handwerkszeug für Motivation stehen all diejenigen Maßnahmen, die dazu beitragen eine persönliche Betroffenheit und einen eigenen Nutzen des Teilnehmers zu verdeutlichen. Dies kann im Fall der Ersten Hilfe durch Verdeutlichung der gesetzlichen Grundlage zur Ersten-Hilfe-Pflicht (§ 323c StGB), Verweis auf den Schutz naher Angehöriger, Arbeitskollegen und Freunde, „Nähe" zum Thema aufgrund von lokalen Nachrichten, Fallbeispielen bzw. Geschichten geschehen.

2.5 Konkrete Maßnahmen zur Motivationsförderung in Erste Hilfe-Schulungen

Im nun folgenden Abschnitt sollen ebendiese gezielten Maßnahmen aufgezeigt werden, die der Motivationsförderung (Schaffung von intrinsischer Motivation), der Sicherung von Lernerfolg und langfristigem Befassen mit Erster Hilfe bei Teilnehmenden dienen. Nach Karutz gelten für haben für die Unterrichtsgestaltung in Erste Hilfe-Ausbildungen folgende Aspekte eine besondere Rolle: Sicherstellung von Fachlichkeit, Verdeutlichung von Dringlichkeit, Einfachheit der Darstellung, gezielter Methoden- und Medieneinsatz, aktiver Einbezug von Teilnehmenden, geeigneter Sprachgebrauch, Ermöglichen von Identifikation, Erreichen von Betroffenheit, Thematisierung psychologischer Themen sowie Praxistraining [vgl. Karutz, 2008, S. 190]. Auf diese soll nachfolgend eingegangen werden.

2.5.1 Zielgruppenorientierter Unterricht

Zur bestmöglichen Motivation muss der Trainer die Ausbildungsziele der Zielgruppe anpassen und deren Betroffenheit aktivieren. Methodisch geht es um die Definition von Zielen sowie deren Präsentation durch einfache Formulierung („KISS"-Formel auf: „Keep it simple and stupid"), Sowie den Einsatz von Mitteln zur Vermittlung (optische Darbietung, vokal, auditiv) [vgl. Holzner, 2020, o.S.].

Dabei stellt die Teilnehmerorientierung einen relevanten Erfolgsfaktor dar. Man darf davon ausgehen, dass abhängig von der Erreichung der Erwartungen der Gruppe die Wahrscheinlichkeit für nachhaltige Vermittlung von Botschaften, Fertigkeiten und Kenntnissen ist [vgl. Holzner, 2020, o.S.]. Dabei sind die Pflichtteilnehmenden als Gruppe häufig bezogen auf ihre Merkmale bekannt, da hierfür Erfahrungswerte existieren.

Hierbei geht es insbesondere darum, neben dem pflichtgemäßen reinen Erscheinen bei einem Erste Hilfe Training, darüberhinausgehende Lern-motivation und mittel- bis langfristige Effekte zu erzielen, nämlich Erste Hilfe im Alltag auch umzusetzen. Dabei sind Handlungssicherheit zu vermitteln und Ängste abzubauen.

Ebendies kann durch Anwendung der AIDA-Formel erreicht werden. In diesem englischen Akronym steht A für attention und bezieht sich auf das Erzeugen von Aufmerksamkeit bei den Zuhörenden. Hierbei soll es für die Teilnehmer lohnenswert sein, dem Erste Hilfe Training aktiv zu folgen. Methodisch kann dies geschehen, indem konkrete Beispiele aus dem Alltag der Zielgruppe genannt werden. Für Führerscheinanwärter könnte beispielsweise ein Verkehrsunfall thematisiert und ein unverhofftes Unfallereignis exemplarisch „durchgespielt" und damit antizipiert werden. Das I steht für interest und beinhaltet die Fähigkeit neue Inhalte als spannend und interessant darzustellen. Hierbei spielen Trainer-Geschichten, Beispiel-auswahl, Praxisnähe, Methodeneinsatz und Begeisterungsfähigkeit eine große Rolle. Im AIDA-Modell steht D für desire, was den Wunsch meint mehr über ein Thema erfahren zu wollen. Das zweit A (action) beinhaltet das Auslösen von Handlung und hat zum Ziel die Bereitschaft zum Mitwirken seitens der Teilnehmer zu unterstützen [vgl. Holzner, 2020, o.S.; vgl. Riedl, 1992, S. 285–295].

2.5.2 Problemorientiertes Lernen und Kognitive Dissonanz

Nach Rosenbach ist kognitive Dissonanz zur Anbahnung von Lernprozessen geeignet. Zwei kognitive Elemente gelten dabei als dissonant, wenn gegenteilige Folgen untereinander ableitbar sind. Dieses Konzept wird nutzbar, um in Unterrichten eine aktive Auseinandersetzung im Sinne problemorientierten Lernens oder Fragehaltung bzw. Interesse zu fördern. Hierbei kann das Aufzeigen von Kenntnislücken, Widersprüchen bezogen auf Haltungen sowie dem Bieten sogenannter interessanter Reize erfolgen.

Didaktisch kann das Ausnutzen von Zweifeln, Ungewissheit, Überraschung, Inkongruenz, Irrelevanz, Widerspruch und Mehrdeutigkeit bedeutsam sein [vgl. Rosenbach, 2008, o.S.].

Gerade hierin liegt ein Potenzial bezogen auf Unterrichtsgestaltung. Ein problemorientierter Zugang zu Inhalten der Ersten Hilfe, aktive Teilnahme der Gruppe und aktive Lösung angebotener Erste Hilfe-Probleme sind Schlüssel für adäquate Seminargestaltung. Wie eingangs dargelegt, sind hohe Anspruchshaltung betreffend Erste Hilfe einerseits und Ausprägungsgrad von First Aid-Kenntnissen mit hohem Defizit-Potenzial sehr gute Voraus-setzungen, um kognitive Dissonanzen zu nutzen. So können Unsicherheiten und Zweifel an eigener Kompetenz sinnvoll als Lernelement genutzt und zeitgleich als Motivator genutzt werden.

2.5.3 Medienkompetenz kommt Motivation und Lernerfolg zugute

Bekanntlich erleichtert Medieneinsatz durch optisch-bildliche Darstellung die Erfassung und das Merken von Inhalten, zudem wird das Verständlich-Machen komplexer Zusammenhänge gefördert. Gezielter Medieneinsatz führt zu verstärkter Interaktion mit einer Lerngruppe und lässt Wissensinhalte besser und langfristiger merken.

Aus den Lerninhalten des seitens des Autors absolvierten Kurses wird deutlich, dass auditive Botschaften nur zu 40 Prozent erinnert werden können, visuelle Botschaften bereits zu 60 Prozent. Bei Kombination von Sehen und Hören steigt dieser Anteil auf 80 Prozent. Wird das eigenständige Umsetzen noch hinzugenommen, sind 90 bis 100-prozentige Behaltens-leistungen möglich [vgl. Holzner, 2020, o.S.]. Es darf daher angenommen werden, dass in der Erste-Hilfe-Ausbildung die letztgenannte Kombination besonders günstig ist.

Ziel eines Erste Hilfe-Trainers muss es daher vor allem bei Pflicht-teilnehmenden sein neben sprechender Vermittlung von Inhalten Lernen und Erhalten durch Interaktion zu unterstützen. Dabei spielen praktische Erfahrung einschließlich haptischer Einflüsse eine große Rolle und stellen wesentliches Element der seit 2015 gewünschten Ausbildungsform dar. Hinzu treten

Moderations- und Präsentationstechniken, die lebendigen Unterricht ermöglichen.

Als geeignete Medien sind für die Erste Hilfe Ausbildung Flipchart, Pinnwand, Overheadprojektor sowie Beamer und PC einsetzbar. Flipcharts sind für Gruppen von 15 bis 20 Teilnehmenden geeignet und können vielfältig eingesetzt werden (Vorbereitung von Informationen, Notizfunktion, Anbringung von Blättern). Vorteilhaft ist der leichte Transport. Eine Pinnwand ist einer Tafel ähnlich und können beschriftet oder mit Moderationskarten und Symbolen versehen werden, auch Notizen sind möglich. Besonders hilfreich sind Optionen zum leichten Re-Arrangieren von Informationen, das interaktiv mit dem Publikum erfolgen sollte. Die Pinnwand dient somit als interaktives Medium, das Lernerfolg (Erinnern) und Motivation fördert (Mitdenken und Mitmachen).

Der Overheadprojektor ist dem Dia-Projektor vergleichbar und auch bei großem Publikum gut einsetzbar, um Texte, Bilder und Grafiken aufzuzeigen. Auch hierbei gilt es, Regeln zu beachten, die sich auf Anschaulichkeit und Einprägsamkeit beziehen. Ein Beamer dient der Projektion und Darstellung von PC-Präsentationen an eine (Lein-) Wand. Hierbei sind neben reinem Text, Grafiken und bewegte Bilder (Animationen, Video) sowie Musik und Töne einzubinden. Solche Präsentationen haben ein professionelles Ge-präge, der Digitaleinsatz macht das Handling über verschiedene gängige Softwaren i.d.R. leicht.

2.5.4 Rollenbild und Teilnehmermotivation

Das Rollenverständnis eines Trainers umfasst das eigene Selbst (Persönlichkeit, „Ich bin"), die eigenen Fähigkeiten (Qualifikationen, „Ich kann") sowie eigene Perspektiven bzw. persönlich-fachliche Ziele bezogen auf das professionelle Handeln als Trainer („Ich will") [vgl. Holzner, 2020, o.S.].

Der Reflexion ebendieses Rollenbildes hat Einfluss auf das eigene Vermögen Wissen, Fertigkeiten und Erfahrungen anderer vermitteln und langfristig in ihr Handeln integrieren zu können. Das Rollenverständnis stellt bezogen auf den Ausbilder einen Schlüsselaspekt für bestmögliche Lernerfahrung von Gruppen dar.

Im Kontext von Lernmotivation und –förderung von Erste Hilfe-Gruppen stellt das „Ich will" eine besondere Größe dar. Neben möglichen persönlichen Zielsetzungen sollten hier der nachhaltige Effekt auf die Teilnehmenden in den Blick genommen und zugunsten der Lernleistung in den Fokus genommen werden. Gerade bei Seminargruppen mit hohem Anteil an Pflichtteilnehmenden mit scheinbar geringer eigener Motivation ist die innere Haltung des Trainers und seiner Zielsetzung zugunsten der Gruppe maßgeblich. Mit seinem Können, das es zu bilden und erhalten gilt, sollte der Seminarleiter Einsatz zeigen und Motivation und Lernen fördern. Als nachrangig sollten Selbstdarstellung, Nachlässigkeit und mangelnde eigene Begeisterung bzw. Motivation sein.

Es gelten neben fachlich-pädagogischer Expertise „persönliche Reife, Kritikfähigkeit, Humor und Empathie" als Schlüsseleigenschaften für Ausbilder in Erste Hilfe [Karutz, 2008, S. 194].

2.5.5 Wertschätzung verbessert Lernleistung und intrinsische Motivation

Erste Hilfe-Ausbildungen erfolgen ohne Lernerfolgskontrolle bzw. Prüfung. Nichtsdestotrotz ist Feedback ein relevantes Instrument, um Lernmotivation zu fördern und Teilnehmenden bezogen auf ihren Lernfortschritt zu begleiten. Nach Reichel stellt „Lob" die „seelische Lohntüte" dar.

Im Rahmen einer Erste Hilfe-Schulung können Verhalten und Leitungsanteile von Kursteilnehmern zum Loben veranlassen. Dies hat Bedeutung für die in der Ersten Hilfe selbst gewünschten Verhaltensweisen wie dem Ergreifen der Initiative (bei einer Übung den Anfang machen, gute Umsetzung von Gelerntem (Lob für gute Durchführung einer Übung oder einen Redebeitrag). Auch das Überwinden von Schüchternheit kann dazugehören.

Im Sinne der Zwei-Faktoren-Theorie [vgl. Herzberg et al., 1959, o.S.; vgl. Holzner, 2020, o.S.] tragen Erfolgserlebnisse und Anerkennung als Moti-vatoren zur Zufriedenheit bei.

Gerade diese können Ängste abbauen, Motivation in der „Real Life"-Situation schaffen und zu Repetition im Sinne von regelmäßigen Folgeschulungen sein.

3. Schluss, Diskussion und Ausblick

Es erfolgt eine Zusammenfassung relevanter Ergebnisse der Projektarbeit und kurze Diskussion und im Kontext der hiesigen Thematik die Lernsituation und Rollenfindung zum Lehrbeauftragten Erste Hilfe reflektiert werden.

Anknüpfend an das eingangs Gesagte ist festzuhalten, dass bundesweit deutliche Defizite bezogen auf Erste-Hilfe-Kompetenzen in der Allgemein-bevölkerung zu verzeichnen sind. Daher steht die Motivation zu wiederholten Schulungsmaßnahmen im Blickfeld der Ersten Hilfe-Ausbildung. Vor diesem Hintergrund wurde vor einigen Jahren die Erste Hilfe-Ausbildung, gerade für Pflichtschulungen, angepasst. Dabei bieten Erste-Hilfe-Kurse nun „mehr Praxistraining und weniger Theorie bieten" (Dr. Lorenz Menz, DRK). Praxisinhalte stehen im Vordergrund, während medizinische Wissensanteile in den Hintergrund rücken.

Im Zusammenhang mit der hier aufgeworfenen Fragestellung stehen in den neu konzipierten Kursen Handlungs- und Merkfähigkeit klar im Fokus. Es wird davon ausgegangen, dass dies zeitgleich die Teilnehmermotivation erhöht, zielsicheres und intuitiveres handeln fördert, Bezug zur persönlichen Lebenssituation der Teilnehmer nimmt und die Bereitschaft zu Kurs-wiederholungen im gewünschten Intervall von zwei bis drei Jahren stärkt [vgl. Ärzteblatt, 2015, o.S.]. [vgl. Ärzteblatt, 2015, o.S.; vgl. Klöpper, 2015, o.S.].

Wie in der Zielgruppenanalyse (Abschnitt 2.2) dargelegt besteht keine grundsätzliche Pflicht zur Ersten Hilfe-Unterweisung in Deutschland. Dennoch existieren vielfältige Zielgruppen für Erste Hilfe-Seminare, die aus externen Pflichten heraus einen Kursbesuch benötigen. Es stellen Führerscheinanwärter mit vielen Millionen eine besonders große Gruppe dar, daneben betriebliche Ersthelfer (Aus- und Fortbildung). Wie dargelegt, stellt in dieser Zielgruppe eine möglicherweise mangelnde intrinsische Motivation ein Problem bezogen auf das übergeordnete Ziel Bevölkerungsschutz und auch die Zielsetzung des Erste Hilfe-Ausbilders dar. Als mögliches Hemmnis für Lernerfolg und Motivation muss die Pflichtgemäßheit der Kursteilnahme erkannt werden (Erhalt der Teilnahmebescheinigung), welche Anlass bietet ebendiese Teilnehmer im Rahmen des Kurses auch anderweitig zu erreichen.

Neben Trainern, Lehrkräften und Betreuern sind Teilnahmen aufgrund beruflicher (z.B. Medizinstudium, medizinische Berufsausbildungen) oder anderer Kontexte mit medizinischem Bezug (z.B. Feuerwehren) von Relevanz. Naturgemäß sollte in dieser Zielgruppe ein naheliegendes in-haltliches Interesse, vor allem aber auch ein hohes Wissensniveau vor-herrschen.

Die Projektarbeit hatte zum Ziel die Pflichtteilnehmenden als besondere Gruppe bei Erste Hilfe-Ausbildungen zu detektieren, auf spezifische motivationale Aspekte einzugehen und bezogen auf die seitens des Trainers angestrebten Lernleistungen und nachhaltigen Erfolge einzugehen. Als relevant erscheint es, diese große Zielgruppe zu kennen und sich im Rahmen von Kursangeboten für diese Teilnehmenden spezifische Techniken zu etablieren, die einen hohen Lernerfolg und langfristig sicheres Handeln erlauben.

Nach Karutz neben der Sicherstellung von Fachlichkeit insbesondere die Verdeutlichung von Dringlichkeit, die Einfachheit der Darstellung, der gezielte Methoden- und Medieneinsatz und die aktiver Teilnehmereinbeziehung eine wichtige Rolle. Zudem soll bei Teilnehmern die thematische Identifikation sowie persönliche Betroffenheit erreicht werden. Schlüsselaspekte stellen zudem psychologische Faktoren (Angst, Unsicherheit) sowie deren Überwindung durch Praxistraining dar. Bezogen auf die Kursgestaltung gelten dabei Empathie und Behutsames Vorgehen als bedeutsam. Zur Verbesserung von Merkfähigkeit soll Theorie in den Hintergrund treten und Praxisvermittlung stark betont und dabei Handlungsfähigkeit erreicht werden.

Wie ausgeführt sind der vielfältige Einsatz von Medien und Methoden, die insbesondere die Anschaulichkeit verbessert, die Faszination erhöht und die Lernwirksamkeit durch Visualisierung stimuliert, von großer Wichtigkeit. Der aktive Einbezug kann zudem über problemorientierte Lernformen sowie Interaktionselemente erreicht werden (z.B. Brainstorming, Fallbe-sprechungen).

Neben geeigneter Sprachweise, die auf Fachbegriffe und komplexe Strukturen und nicht eindeutige Worte verzichtet sind das emotionale Erreichen von Kursteilnehmen wichtig, da hierdurch Merkfähigkeit, Lernleistung und

Identifikation förderbar sind. Dies kann durch die Auswahl von Fallbeispielen und Szenarien aus dem direkten Kontext der Teilnehmer geschehen (z.B. Freunde, Familienmitglieder als Adressaten von Erste Hilfe).

Es kann darüber hinaus durch Schaffen geeigneter Lernatmosphären, vorbildlichem Auftreten und wertschätzendem Umgang bewusst eine lernfreundliche Atmosphäre und intrinsische Motivation von Teilnehmern unterstützt werden. [vgl. Karutz, 2008, S. 190ff; vgl. Abschnitt 2.5].

Im Rahmen der hier vorliegenden Projektarbeit sollte auf die Förderung intrinsischer Motivation von Pflichtteilnehmenden in Erste Hilfe-Ausbildungen eingegangen werden. Es sollte deutlich geworden sein, dass dem Erste Hilfe-Trainer eine komplexe Aufgabe mit jedoch vielfältigen Handlungsoptionen gegeben sind. Nicht zuletzt sind eigene Initiative, Motivation und Rollenverständnis von entscheidender Bedeutung [vgl. Holzner, 2020, o.S.].

Anhang

I   Literaturverzeichnis

Ärzteblatt.de (2015): Erste-Hilfe-Kurse werden verkürzt.
https://www.aerzteblatt.de/nachrichten/62271/Erste-Hilfe-Kurse-werden-
verkuerzt abgerufen am 06.10.2020.

ASB Deutschland e.V. (2020): Schnell und effektiv Hilfe leisten. Erste-Hilfe-
Grundausbildung. https://asb.de/unsere-angebote/erste-hilfe/kurse,
abgerufen am 10.09.2020.

Bibliographisches Institut GmbH (2020): Duden. Motivation.
https://www.duden.de/rechtschreibung/Motivation, abgerufen am 14.09.2020.

BfGA (o.J.): Erste Hilfe – Definition. https://www.bfga.de/arbeitsschutz-lexikon-
von-a-bis-z/fachbegriffe-c-i/erste-hilfe/, abgerufen am 10.08.2020.

BMI (2020): Bevölkerungsschutz. Erste Hilfe.
https://www.bmi.bund.de/DE/themen/bevoelkerungsschutz/zivil-und-
katastrophenschutz/erste-hilfe/erste-hilfe-node.html, abgerufen am
10.09.2020.

Bundesministerium der Justiz und Verbraucherschutz (2002): Approbationsordnung für Ärzte. § 5 Ausbildung in erster Hilfe. https://www.gesetze-im-
internet.de/_appro_2002/__5.html, abgerufen am 11.09.2020.

Die Johanniter (2020): Erste-Hilfe-Kurse für Medizinstudenten.
https://www.johanniter.de/kurse/erste-hilfe-kurse/erste-hilfe-kurse/erste-hilfe-
kurse-in-dresden-und-umgebung/erste-hilfe-kurse-fuer-medizinstudenten,
abgerufen am 11.09.2020.

DFB (2017): So läuft das mit den Trainer-Lizenzen.
https://www.dfb.de/trainer/bambini/artikel/so-laeuft-das-mit-den-trainer-
lizenzen-2417/, abgerufen am 13.09.2020.

DGUV (2020a): Betriebliche Ersthelfer. https://www.dguv.de/fb-
erstehilfe/themenfelder/betrieblicher-ersthelfer/index.jsp, abgerufen am
10.09.2020.

DGUV (2020b): Betriebssanitäter. https://www.dguv.de/fb-
erstehilfe/themenfelder/betriebssanitaeter/index.jsp, abgerufen am
11.09.2020.

DGUV-QSEH (2020): DGUV Grundsatz 304-001 „Ermächtigung von Stellen für die Aus- und Fortbildung in der Ersten Hilfe" überarbeitet. https://dguv.de/fb-erstehilfe/index.jsp, abgerufen am 11.09.2020.

DRK (2020): Übersicht über Rotkreuzkurse Erste Hilfe. https://www.drk.de/hilfe-in-deutschland/kurse-im-ueberblick/rotkreuzkurs-erste-hilfe/, abgerufen am 13.09.2020.

GEW Berlin (2020): Erste-Hilfe-Kurse. https://www.gew-berlin.de/berufseinstieg/lehrerin-werden/dein-weg-durchs-referendariat/erste-hilfe-kurse/, abgerufen am 13.09.2020.

Herzberg, F.; Mausner, B.; Bloch Snyderman, B. (1959): The Motivation to Work. 2. Auflage. Wiley, New York 1959.

Holzner, K. (2020): Lehrskript https://holznertraining.blink.it/courses/..., abgerufen am 11.09.2020.

Karutz, H. (2008): Helfen lehren: Unterricht im Erste-Hilfe-Kurs. Rettungs-sanitäter. 15: 190-194.

KBA (2020): Fahrerlaubnisbestand im Zentralen Fahrerlaubnisregister (ZFER). https://www.kba.de/DE/Statistik/Kraftfahrer/Fahrerlaubnisse/Fahrerlaubnisbestand/fahrerlaubnisbestand_node.html, abgerufen am 11.09.2020.

Klöpper, M. (2015): Neue Regeln für die Erste-Hilfe-Kurse. Rettungs-Magazin 5/2019 Digital. https://www.rettungsdienst.de/tipps-wissen/neue-regeln-fuer-die-erste-hilfe-kurse-44514, abgerufen am 06.10.2020.

PRIMEROS Qualification GmbH (2020): Erste-Hilfe-Kurs für Übungsleiter, Trainer und Jugendleiter. https://www.primeros.de/kurse/erste-hilfe-kurs-trainer-uebungsleiter#:~:text=Erste-Hilfe-Kurse..., abgerufen am 13.09.2020.

Riedl, R. (1992): AIDA-Formel. In: Ueding, G. (Hrsg.): Historisches Wörterbuch der Rhetorik. Band 1. Tübingen.

Rosenbach, M. (2008): Problemorientierter Unterricht. https://aseminar.schule.de/gestaltung/problemorient.htm, abgerufen am 04.10.2020.

Statistisches Bundesamt (2019): Anzahl der Studierenden im Fach Humanmedizin in Deutschland nach Geschlecht in den Wintersemestern von 2007/2008 bis 2018/2019. https://de.statista.com/statistik/daten/studie/200758/umfrage/entwicklung-der-anzahl-der-medizinstudenten/..., abgerufen am 11.09.2020.

Schütt, A. (2020): Lehrskript. Praxis der Trainerprofession. Academy of Sports GmbH, Backnang. www.academyofsports.de.

II   Abkürzungsverzeichnis

ÄAppO	Ärztliche Approbationsordnung
ASB	Arbeiter-Samariter-Bund
BAGEH	Bundesarbeitsgemeinschaft Erste Hilfe
BfGA	Beratungsgesellschaft für Arbeits- und Gesundheitsschutz mbH
BMI	Bundesministerium des Innern, für Bau und Heimat
BMJV	Bundesministerium der Justiz und für Verbraucherschutz
DFB	Deutscher Fußball-Bund
DGUV	Deutsche gesetzliche Unfallversicherung
DLRG	Deutsche Lebensrettungsgesellschaft
DRK	Deutsches Rotes Kreuz
FeV	Fahrerlaubnisverordnung
FwDV	Feuerwehr-Dienstvorschriften
GEW	Gewerkschaft Erziehung und Wissenschaft
JUH	Johanniter-Unfall-Hilfe
KBA	Kraftfahrt-Bundesamt
LBA	Luftfahrtbundesamt
MHD	Malteser Hilfsdienst
QSEH	Qualitätssicherungsstelle Erste-Hilfe
UE	Unterrichtseinheit

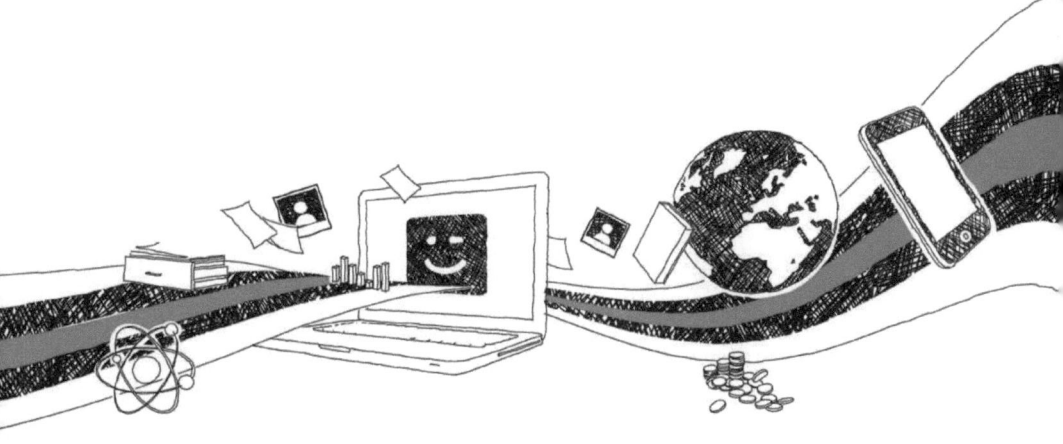
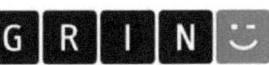